EST-IL UN MOYEN D'ARRÊTER LA PROPAGATION DES MALADIES VÉNÉRIENNES

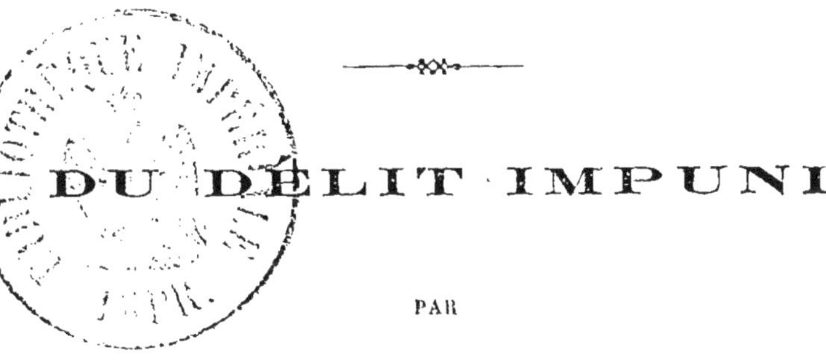

DU DÉLIT IMPUNI

PAR

LE Dr ARMAND DESPRÉS

CHIRURGIEN DE L'HOPITAL DE LOURCINE, PROFESSEUR AGRÉGÉ
DE LA FACULTÉ DE MÉDECINE DE PARIS, ETC.

PARIS

J.-B. BAILLIÈRE ET FILS

Libraires de l'Académie impériale de médecine

RUE HAUTEFEUILLE, 19

1870

EST-IL UN MOYEN
D'ARRÊTER LA PROPAGATION
DES
MALADIES VÉNÉRIENNES

La syphilis a été transmise depuis des siècles, de génération en génération, jusqu'à nos contemporains. Ce mal, satellite dangereux des plaisirs légitimes autant que parasite et commensal de la débauche, triste patrimoine d'enfants qui viennent à peine au monde, se propage sous nos yeux, de l'homme à la femme, des pères et mères à l'enfant, de l'enfant à sa nourrice, dans des proportions qui restent toujours sensiblement les mêmes, et avec une régularité que rien ne vient déranger. En présence du sort ainsi réservé à l'homme impuissant jusqu'ici à s'en affranchir, on doute malgré soi de la raison humaine.

A quoi servent, en effet, les merveilleuses ressources de l'esprit humain, s'il ne parvient pas à préserver la race?

On sait quel est le mal. C'est la jeunesse qui s'y trouve le plus exposée. A l'âge où la vie commence, à l'âge où l'homme sent ce qu'il peut tirer de ses forces et de son intelligence, il est frappé par un mal dissolvant : son développement reçoit une atteinte. Un poison est introduit dans l'économie, où s'opère alors un travail éliminateur plus ou moins rapide, plus ou moins grave suivant le genre de vie et la constitution de l'individu, et pendant 12 à 24 mois et plus, le mal qui mine le patient est transmissible. Ici, après un ou plusieurs accidents locaux variables, on voit survenir des éruptions cutanées, des maux d'yeux et des lésions plus profondes, qui, sans compromettre dangereusement la vie, l'affaiblissent, la découragent jusqu'au moment où le mal, enfin localisé, se termine, quelques années plus tard, par des tumeurs, ou des ulcérations plus ou moins étendues, dernières étapes de l'évolution de la maladie, dernière phase de l'élimination du poison.

Là, après des soins assidus, le malade voit reparaître à des époques variables des poussées d'éruption de boutons qui disparaissent pour reparaître encore et cela pendant des mois et des saisons. Là encore, une simple éruption d'une durée de 5 à 8 mois succède à l'accident local et représente en une seule fois tout ce qui se montre d'ordinaire chez d'autres malades en plusieurs ; la santé revient ensuite, mais elle ne reprend toute sa vigueur que quelques années plus tard. L'enfant conçu par de tels parents meurt souvent avant de naître ou, s'il vient au monde, c'est pour dépérir et mourir aux premiers mois de la vie. Quelques petits êtres guérissent parfois, il est vrai, au prix d'une nourrice excellente, quand elle a le bonheur d'échapper à une contagion presque inévitable de la bouche de l'enfant au sein qui le nourrit. Ainsi trois à cinq années ou une année au moins, dans les cas les moins graves, sacrifiées pour ainsi dire, par l'individu peu capable de travail pendant qu'il se soigne ; un affaiblissement de la santé long à réparer et qui correspond moins au mal lui-même qu'à l'arrêt du développement de l'être pendant la maladie ; la stérilité, les avortements ou la procréation d'enfants voués à la mort ou chétifs ; tel est le tableau de la syphilis. Et il faut que les hommes du dix-neuvième siècle consentent à être exposés aux atteintes de cette maladie, à moins qu'ils ne songent une bonne fois à la prévenir par des mesures plus justes et plus efficaces que celles qui ont été prises jusqu'à ce jour.

La prophylaxie administrative.

Qu'ont trouvé les médecins et les législateurs comme remède à un tel état de choses ? Les médecins ont imaginé des moyens prophylactiques, illusions et illusions ! Le législateur a construit une réglementation de la prostitution, une demi-mesure.

Je n'entrerai pas ici dans de longs détails sur les moyens prophylactiques qui ont été proposés en France et à l'étranger, je renverrai à cet égard le lecteur au livre de Parent Duchatelet. Une nouvelle tentative préservatrice importante doit être mentionnée toutefois ; une mesure capable de mettre un terme à la contagion syphilitique a été proposée par M. Diday, de Lyon, il y a quelques années. Elle avait pour but d'obliger tous les individus sains ou malades à porter avec eux un certificat de santé exigible, une sorte de passe-port qui permît de surveiller à la fois les hommes et les femmes. Le principe de ce règlement sur la santé publique a été repoussé. En effet, il y avait, aux yeux de bien des gens, quelque chose de vexatoire à faire peser sur des individus sains une surveillance qui doit porter seulement sur des individus malades, à diriger une sorte de recherche inquisitoriale sur tous, pour être certain de marquer les gens dangereux. Je signale en passant cette proposition pour constater qu'elle aurait un résultat plus positif que beaucoup d'autres, si elle était applicable.

D'autres efforts avaient été tentés auparavant et avaient été les précurseurs de cette proposition. Dans une pétition adressée aux Chambres en 1846 (1), M. Guépin, de Nantes, avait proposé : la surveillance de toutes les malades qui auraient été traitées pour la syphilis dans les hôpitaux et dans les dispensaires, ce qui supposait la délation de la part du médecin ; la visite réglementaire de tous les marins et les soldats une fois par semaine (cette me-

(1) Guépin de Nantes, ***Suppression de la syphilis***. Paris, 1846.

sure a été adoptée, mais les visites sont moins fréquentes). De tels moyens auraient une utilité certaine, mais ils violentent la liberté des malades en atteignant à peine la moitié de ceux qui sont susceptibles de transmettre la syphilis.

Une mesure de salubrité est adoptée en France : la visite médicale des filles prostituées inscrites sur un registre spécial de la police et dont on tolère le commerce de la prostitution à tous les prix. Les visites sont préventives, et, lorsqu'une fille est malade, on la soustrait à la circulation et on la consigne dans une prison-hôpital, la maison de Saint-Lazare, et quelquefois dans l'hôpital de Lourcine. Proposée depuis longtemps, cette mesure a été mise en application sérieuse seulement sous le ministère Decazes. Elle a eu toutefois bien des détracteurs. Si l'on ne discutait pas ses effets, on la jugeait du moins inapplicable, et on la taxait de rêve. Et c'est cependant la seule précaution un peu utile que la société prenne contre l'extension de la syphilis. Au nom de la salubrité publique, le préfet de police exerce une sorte de tutelle sur les filles de mauvaises mœurs. Il a même le droit d'autoriser l'arrestation des femmes sans domicile et sans moyens d'existence qui vivent de la prostitution clandestine. Ces femmes sont arrêtées tantôt parce qu'elles ont été ramassées en état de vagabondage tantôt parce qu'elles ont été dénoncées par ceux qu'elles ont rendus malades.

Cette dernière condition se rencontre surtout pour les femmes qui ont donné du mal à des soldats. (La réciproque n'a point lieu). Le soldat malade, rentré à son régiment, est mis à la salle de police ou consigné, et on lui demande le nom et l'adresse de la femme avec laquelle il a eu des rapports (1). Cela fait, les renseignements obtenus sont transmis à la Préfecture de police, et l'on arrête la femme. Si elle est malade, on l'envoie à St-Lazare et même à Lourcine.

Je ne veux point chercher si cette intervention de la police est légitime; elle est à tort ou à raison dans nos mœurs. Les femmes ont dans la société actuelle un rôle de mineures, par imitation sans doute de la loi salique, et parce que, comme cela a été spirituellement écrit, les lois ont été faites

(1) Je n'affirme point que cette mesure disciplinaire soit encore en vigueur. La consigne est bonne en soi, et je me garderai bien de la blâmer.

par les hommes. Au contraire, il est bon de remarquer que le dispensaire de la Préfecture de police et la prison de Saint-Lazare ne remédient à rien ou à presque rien. Il y a à Paris environ 30,000 femmes qui se livrent à la prostitution, sans compter les filles qui vivent en concubinage et qui changent d'amants au point d'être considérés presque comme des prostituées. Sur ces 30 ou 40.000 femmes, il y en a moins de 3,700 inscrites à la police, c'est-à-dire soumises à des visites médicales obligatoires, moins de 1,500 sont dans des maisons de tolérance et moins de 3,000 ont une carte et exercent la prostitution dans un domicile à elles (1). Beaucoup de ces dernières fréquentent les bals publics.

Ces chiffres sont effrayants et démontrent l'insuffisance des moyens prophylactiques administratifs. Du moment où toutes les femmes qui se livrent à la prostitution clandestine ne sont pas surveillées, comment peut-on arrêter la propagation de la syphilis? Les femmes pourvues d'un domicile sont inaccessibles à des vi-

(1) En 1870, au 1er janvier, il y avait en tout 3,656 filles inscrites à la police. Voy. Lecour, *De la Prostitution*, Paris, 1870.

sites de salubrité. Celles qui, pour s'être fourvoyées dans un hôtel garni ou dans un bal public, sont arrêtées, ne tardent pas à être réclamées par quelques personnes influentes. Elles échappent à toute surveillance. D'un autre côté, si tous les hommes peuvent promener leur mal sans entraves dès qu'il leur permet quelques loisirs, ils devient évident que l'on n'a rien fait pour arrêter la transmission du mal.

Je confesse que je ne trouve nullement la justice dans cette intervention partielle de l'autorité. Si bons que puissent être les motifs et l'intention, je ne vois qu'un expédient insuffisant dans les quelques mesures prises.Elle ne me paraissent conformes ni au droit, ni à l'équité, car elles protégent à peine quelques individus, sans rien faire pour la masse. Il est, à mon sens, un but plus éloigné à atteindre, un but précis. Mais il faut alors chercher dans un ordre d'idées plus élevées que des mesures policières, le remède contre ce fléau séculaire qu'on appelle la syphilis.

Du délit impuni.

Dans l'acte de la transmission de la syphilis, quels que soient le lieu et l'époque où elle s'effectue, quelles que soient les conditions morales des individus qui reçoivent la maladie virulente, il y a ce fait moral qu'un individu communique à son semblable une série de maux et de peines qui ne sont jamais consentis et surprennent, comme une catastrophe inattendue, celui qui en est victime.

Si j'examine comment peut être accomplie cette transmission, eu égard à celui qui donne, je suppose trois degrés. Je dis je suppose, parce que je ne veux avoir rien vu de semblable et que je veux me fonder sur des faits rendus publics à l'occasion de procès en séparation ou de dommages-intérêts accordés à des nourrices.

Voici ces trois degrés :

Un individu est malade ; il se sait malade ; il n'ignore pas comment il a gagné son mal et comment il peut le transmettre ; son médecin doit lui avoir donné tous les avertissements qu'exige sa position. mais il les néglige. Et, sans remords comme sans danger de répression, il expose sciemment ceux auxquels il dissimule son état aux atteintes de son mal. Il commet ainsi un crime ou délit contre la santé, c'est-à-dire la vie d'autrui.

Un autre, après s'être connu malade d'un

mal dont il sait l'origine et le mode de contagion, mais se croyant guéri, donne son mal sans le savoir et sans le vouloir. Celui-là cause à autrui un dommage indiscutable, dont le premier auteur est peut-être le médecin, qui n'a pas assez instruit son malade.

Un dernier enfin, ignorant ou insouciant, un de ces êtres illettrés et sans éducation, comme il y en a tant encore malheureusement, malgré les efforts de tous pour répandre l'instruction, ne sait ni qu'il est malade, ni qu'il peut donner son mal, et il contamine imprudemment son entourage. Un tel être est un danger public au même titre que l'aliéné, contre lequel il faut se mettre en garde.

Mais voyons d'abord des faits connus et publiés, et qui ressortent de procès jugés : Un homme se marie en puissance du mal syphilitique ; il contamine sa femme ; un premier enfant ne vient pas à terme ; un second voit régulièrement le jour ; les père et mère et leur médecin savent que l'enfant porte en lui le mal paternel ; ils confient néanmoins le nouveau-né à une nourrice mercenaire, la meilleure qu'ils puissent choisir, et, dans les deux mois, cette nourrice devient malade, perd son lait et reste stérile pendant deux ou trois ans. Quel est l'acte de cette famille ? La chose a été jugée avec les lois actuelles, le tribunal a accordé des dommages et intérêts à la nourrice, sans se préoccuper si le contrat de louage avait été fait en la prévenant du danger qu'elle courrait ou s'il ne lui avait été rien dit; sans rechercher si l'enfant était reconnu malade et si son mal était prévu ou si son état était ignoré des parents. Cependant il y a entre ces deux situations morales une grande distance. Et cela est tellement vrai qu'aujourd'hui, pour obéir sans doute à un sentiment de justice, bien des parents et des médecins se croient obligés de prévenir la nourrice, éludant ainsi à l'avance une question que pourrait faire un juge. On offre alors à la nourrice un salaire excessif, proportionné aux risques qu'elle court; on lui achète sa santé.

Que des consciences soient tranquilles après un pareil marché, je le conçois à peine, mais je le conçois. Reconnaissons cependant que la loi ne peut légitimer cet échange et qu'elle n'a pas manqué d'accorder, même dans ce cas, des dommages-intérêts à la nourrice qui les a demandés. Ici, la justice n'a point deux peines différentes pour deux actes différents. Si, dans le premier cas, la nourrice non prévenue reçoit un mal prévu, dans le second elle est avertie et peut essayer de se mettre en garde contre la contagion, et elle pouvait refuser de s'y exposer.

Depuis 1771, depuis un procès en séparation plaidé par Linguet jusqu'à nos jours, on ne compte plus les procès en séparation qui ont eu pour motif réel une contamination syphilitique, jugée nominalement sévices et injures graves. Au fond de l'acte de transmission cependant, il y a encore quelque chose à voir. Car s'il est des individus qui apportent à l'épouse un mal dont ils se croient guéris, il peut en être d'autres qui, sans se renseigner, contractent mariage lorsqu'ils sont malades et se savent malades. Je n'en veux pour preuve que les débats de procès qui ont suivi de peu les mariages. Un homme, après avoir tenté tous les moyens de guérison, aborde honnêtement le mariage et donne, malgré lui, une maladie dont il se croyait débarrassé. Un autre court à une dernière fête de garçon et paye de sa santé cette débauche finale ; mais on l'attend, il s'agit d'un parti qu'il ne veut pas laisser échapper ; il se marie et infecte l'autre époux. Un dernier enfin, las des plaisirs aussi faciles que dangereux et dont il a fait une cruelle expérience, cherche dans le mariage le repos et une vie régulière favorables au traitement d'un mal qu'il ne craint pas de venir partager dans son foyer.

Pour de tels faits, la punition infligée jusqu'ici a toujours été la même. On a séparé les époux sur la demande des victimes ou des parents des victimes. Je ne puis en vérité m'empêcher de demander si l'on ne pourrait pas mieux juger des actes si différents?

Tous ceux qui se rappellent l'anecdote de l'avocat Féron et du roi de France saisiront immédiatement un autre fait délictueux possible entre époux. Se venger d'un amant royal ou roturier en lui faisant passer par sa propre femme un mal contagieux, que l'on cherche soi-même, n'est-ce pas là une noire préméditation? Que dire enfin de celui qui apporte au domicile conjugal, à l'époux qui a observé le devoir, un mal gagné dans l'adultère et qu'il transmet caché sous sa tendresse plutôt que d'avouer sa faute et sa maladie? la loi qui protége la vie de l'époux, qui sauvegarde jusque dans le régime matrimonial de la communauté les intérêts d'un époux contre l'autre époux, peut-elle mépriser les atteintes portées aussi sciemment à la santé de l'homme ou de la femme?

Voilà pour les actes que la justice atteint avec nos lois, sinon en les recherchant avec soin, du moins, quand ils lui sont soumis. Mais il en est d'autres qui ne se sont point produits devant les tribunaux, quoique en fait ils soient identiquement semblables aux premiers.

Je ne veux point défendre ici le concubinage, le laver d'une sorte de réprobation dont il est enveloppé, quoiqu'il représente brutalement le droit naturel; je suis, avec la majorité des philosophes, un adversaire de la prostitution, mais je crois que, du moment où il n'est point une indignité légale, un état social tout irrégulier qu'il soit, ne met pas la vie et la santé des individus hors la protection des lois. Si l'enfant né d'une union illégitime, mis en nourrice chez une fille-mère, donnait à celle-ci un mal contagieux, est-ce que la loi ne trouverait pas quelqu'un à qui elle ferait payer des dommages et intérêts en faveur de cette femme nourrice et mère en dehors du mariage? Et quand l'on satisfait ainsi aux justes réclamations de la nourrice, pourquoi pourrait-on refuser une réparation à la mère de l'enfant illégitime frappée du même mal que la nourrice? Mais j'aborde un autre genre de considérations.

Dans le concubinage et la prostitution clandestine, comme entre mari et femme, il y a des transmissions nombreuses de syphilis. C'est là, sans contredit, qu'elles sont le plus souvent observées : C'est là qu'est le foyer du mal (1). Il serait sans contredit insensé de croire que les mêmes actes qui ont été punis dans le mariage ne se rencontrent pas dans le concubinage, et qu'ils ne s'y produisent point

(1) Je n'apprendrai rien au lecteur en lui rappelant comment se passent les faits ou du moins comment on les peut concevoir. Par besoin, par coquetterie ou par mauvaise éducation, entourée d'ailleurs de mauvais exemples, une fille est séduite par un homme malade. Quelques semaines après, la maladie est transmise. Le séducteur, mû par le remords ou la crainte des reproches, s'éloigne. Un autre se présente; il trouve la fille un peu plus malheureuse qu'avant la première séduction, plus accessible encore que jadis : il devient malade à son tour. La colère, la douleur éloignent cette deuxième victime, et ces vicissitudes durent jusqu'au moment où le progrès de tant de maux conduit les malades au médecin.

à tous les degrés de connaissance de cause ou d'imprudence.

Continuant ici mes suppositions, je dirai qu'il existe un préjugé auquel il n'est pas impossible de rattacher un certain nombre de transmissions.

Ce préjugé, qui a son origine dans quelques phrases des livres des charlatans du moyen âge, les mêmes qui préparaient des élixirs avec du sang humain, et qui nous vient sans doute du peuple arabe, consiste à admettre que des maux rebelles guérissent quand on peut avoir des rapports avec une fille vierge. Monstrueux préjugé! ridicule et faux autant que funeste, il ne change rien à l'état du misérable, qui fait seulement une victime de plus! On dira sans doute que de telles pratiques sont tombées dans l'oubli; je veux le croire, mais reconnaissons-le, si par hasard il est des hommes qui puissent s'en souvenir, quel acte serait plus criminel que leur conduite? Certes il ne manquerait pas de détours pour ceux qui voudraient nier que leur pensée ait été réellement de choisir un objet propre à leur dessein. Il y a dans l'esprit humain de mauvaises tendances, auxquelles toutes les natures ne résistent point, et ce serait sur elles que rejetteraient la faute ceux qu'on accuserait de préméditation, mais demeureraient-ils moins coupables? Si l'on dit que, las des relations qui exposent à des accidents contagieux, on veut chercher des relations plus jeunes et offrant plus de sécurité, on n'en connaît pas moins son mal et on s'expose sciemment à le communiquer. Si, en vertu de cet esprit méchant qui se console de son propre malheur en proportion de celui qu'il voit arriver à autrui, l'individu donnait avec une sorte de satisfaction et comme en représaille de ce qu'il a souffert tout ou partie de ce qu'il a subi, ne serait-il pas aussi condamnable?

Le lecteur a vu que la séparation de corps a été accordée quand un époux, se sachant malade, avait donné son mal à l'autre époux. Dès l'instant que la loi protége l'époux ou l'épouse, pourquoi refuserait-elle le même avantage à l'homme ou à la femme qui vivent dans le concubinage? Si ce n'est que le titre légal d'époux que l'on protége, disons-le; mais si ce sont les personnes, la notion la plus vulgaire du droit oblige à étendre la protection à tous pour le cas où le même acte porte atteinte à la santé, c'est-à-dire à la vie de la personne. Que le raisonnement ne soit pas d'accord avec la jurisprudence, qu'importe! La morale me paraît au-dessus des formules juridiques. Qu'importe le vieil adage : *Nemo turpitudinem suam allegans auditur*, s'il est une personne à protéger et si une loi peut la protéger efficacement?

Il peut enfin se présenter des cas où celui qui transmet son mal est ignorant, incapable de juger son propre état et de discerner le danger qu'il porte. Vicieux ou entraîné par ses passions, il ne sait point obéir aux recommandations qui lui sont faites, ou il n'y ajoute point foi, et il renouvelle ses imprudences.

En prenant les choses au moins mal, il est constant qu'il s'agit ici d'un être dangereux au même titre que l'aliéné, l'halluciné homicide ou incendiaire. Or, si dans l'intérêt général, on fait enfermer ce dernier dans une maison de santé où l'on tâche de le guérir, il n'y aurait rien de répugnant à admettre l'utilité de contraindre ceux auxquels nul avertissement ne saurait servir à être retenus dans une maison de traitement. Personne ne niera en effet que, en les laissant libres, on néglige leur propre intérêt et celui de leur entourage (1).

De toutes ces suppositions, il ressort une conclusion naturelle : la nécessité d'un examen de tous les faits qui entrent dans le ressort des observations du bureau des mœurs, et la nécessité d'une loi appelée à punir l'individu qui communique un mal

(1) Pour comprendre la valeur de ce raisonnement, il suffira de jeter les yeux sur les *Comptes moraux de l'Assistance publique de Paris.* On a vu au commencement de cet opuscule quelle est la durée de la syphilis, et il est à remarquer que la durée moyenne du séjour des syphilitiques à l'hôpital du Midi et à celui de Lourcine ne dépasse pas 29 à 36 jours pour les hommes, et 58 à 65 jours pour les femmes. (Les malades sortent de ces hôpitaux sur leur simple demande, et la moitié au moins sans être guéris.)

La différence de durée de séjour tient à ce que l'on donne de l'ouvrage aux malades de l'hôpital de Lourcine, tandis que les malades du Midi n'ont rien à faire. Sans doute, les hommes ne peuvent résister à l'ennui de l'oisiveté. Dès qu'ils sont améliorés, ils sortent des salles, quoiqu'ils soient dans les conditions de transmettre inévitablement leur mal et quoiqu'ils en soient bien avertis.

Je dirai encore à cette occasion qu'il faut déplorer les effets de la liberté dont jouissent ces affiches trompeuses qui s'étalent sur les murs avec ces mots *guérison en secret et en travaillant.* Elles illusionnent les individus. On ne peut pas jouer plus impunément avec le danger. Guérir en secret ! pourquoi cette promesse ? Est-ce qu'il y a de la honte à être malade ? N'est-ce pas plutôt

contagieux à autrui, en connaissance de cause, à forcer à un traitement efficace celui qui est dangereux par son ignorance ou son insouciance, et à rendre, vis-à-vis de leurs victimes, les uns et les autres responsables du mal qu'ils ont causé volontairement ou involontairement.

Cette loi pourrait être formulée de la sorte :

Tout individu qui aura communiqué, en connaissance de cause, un mal contagieux à autrui est passible d'une peine de six mois à deux ans de prison, sans préjudice de séparation de corps, s'il s'agit d'époux. En cas de récidive, les circonstances atténuantes ne seront pas admises.

Quiconque aura transmis sans le savoir, par imprudence, le mal contagieux est simplement condamnable en dommages-

---

que l'on veut assurer aux individus qu'il est un lieu où on les traitera de façon à ne les empêcher ni de s'amuser ni de se marier? Ne serait-ce pas que l'on veut caresser le penchant du malade à cacher son état maladif à ceux qui auraient intérêt à le connaître? Guérir en travaillant! c'est-à-dire en s'amusant : l'un sous-entend l'autre. Cela est une promesse encore fausse. On ne guérit pas les maladies contagieuses sans repos à certains moments et sans demi-repos pendant les premiers mois de la syphilis.

intérêts. Le tribunal pourra ordonner toutefois sur le champ que les malades dangereux et incapables de comprendre le danger qu'ils portent seront soignés dans un hôpital, d'où ils ne sortiront qu'après constatation médicale de la guérison de tous les accidents contagieux (1).

Un troisieme article devrait être ajouté.

Il faudrait qu'il fût bien démontré que les malades ont pu être prévenus au moment des premières manifestations de leur maladie. La teneur pourrait être celle-ci :

Tout docteur en médecine, officier de santé ou pharmacien, chargé de soigner, ayant droit ou non, un individu atteint de mal contagieux qui n'aura pas averti, sur ordonnance, le malade du danger où il est de transmettre son mal, pourra être déclaré civilement responsable (2).

(1) Cette dernière clause n'est pas inacceptable, les soldats syphilitiques traités dans les hôpitaux militaires, même lorsqu'ils ont fini leur temps, sont gardés dans les hôpitaux militaires jusqu'à la guérison,

(2) Il y a, en effet, un bon nombre de malades qui ne consultent pas de médecins et vont demander aux pharmaciens une eau, des pommades ou des médicaments internes, tels que des sirops dépuratifs. Le pharmacien, tout en soupçonnant le mal de son client, omet souvent de

Enfin, pour ce qui est des maisons de tolérance, on devrait ajouter cet autre article dans la loi : Toute maîtresse de maison qui aura chez elle une fille malade est condamnable en dommages-intérêts à l'égard des victimes de la contagion dont elle est la cause, même involontaire.

Une telle loi atteindrait-elle la liberté individuelle ? Est-elle un retour à un ancien état de chose justement abandonné, un retour à ces coutumes du passé qui envoyaient tous les malades atteints de maux vénériens dans les prisons ?

Personne ne pourrait le dire. Entre les mains du juge elle ne frapperait que des gens en faute, laissant à tous les autres les droits et les sympathies universellement acccordés aux malades. Il n'y aurait de peine sévère que pour les individus coupables d'avoir transmis leur mal en connaissance de cause. Sur ce point personne ne nierait que ce serait justice.

A défaut d'accepter la loi proposée dans ce travail, il serait facile de trouver dans

---

prévenir le malade du danger qu'il porte. Il y a d'ailleurs des malades qui quittent leur médecin quand il leur fait la recommandation de l'abstinence. Il ne faudrait pas que les médecins se montrassent complaisants par leur silence.

le Code cinq articles applicables à tous les cas de transmission de la syphilis : les articles 309, 319 et 320 du Code pénal relatifs aux coups et blessures trouveraient leur application. Les articles 1382 et 1383 du Code civil touchant les quasi-délits et les dommages-intérêts seraient également applicables pour les cas particuliers où les individus n'auraient point communiqué sciemment leur mal. Les tribunaux n'auraient qu'à recevoir les plaintes des intéressés. Mais une loi nouvelle serait plus efficace et elle aurait au moins le mérite de prévenir de suite un certain nombre d'actes coupables.

Je ne me dissimule pas les difficultés qu'entraînerait l'application d'une telle loi ou des articles des codes marqués ici, je ne dissimule pas les troubles qu'elle pourrait apporter dans la vie privée. Mais je vois un tel intérêt général à arrêter la propagation de la syphilis, et je trouve l'obstacle si faible en comparaison de l'importance du but à atteindre, que je n'hésite pas à chercher ici d'avance tous les moyens de saisir ce que la morale reconnaît être un délit, et que le monde entier serait prêt à punir, s'il osait en chercher les moyens.

Et d'abord le crime de viol, d'attentat à la pudeur, de castration même est accompli dans les mêmes conditions que la transmission de la syphilis, en connaissance de cause, et la loi sait les atteindre.

L'on fouille dans la vie privée pour protéger l'enfant contre des père et mère dénaturés. Que l'on ne me répète pas : l'amour est une passion respectable, il ne faut pas que la loi intervienne dans les événements qui le compliquent. Cette déclaration est une fiction, puisqu'on punit l'adultère. Ce formalisme est suranné : on a dit de même autrefois du droit sacré du père de famille et cependant aujourd'hui on intervient légalement pour sauver la vie et les intérêts des enfants contre un père cruel et injuste. J'irai même plus loin et je montrerai que la loi actuelle frappe des individus coupables que l'amour et une passion violente semblent excuser. Supposons un exemple : Une femme nourrit pour son amant un amour jaloux et sauvage ; une infidélité la trouble, l'affole; elle songe à se venger. La nuit elle invite à souper celui qu'elle aime, le grise et pratique sur lui, pendant le sommeil de l'ivresse, une opération barbare et achève le crime qui tombe sous le coup de l'arti cle 316 du Code pénal. Il y aura sans doute des circonstances atténuantes, mais une condamnation est assurée.

On objectera que le consentement de la victime l'expose plus que l'intention de celui qui transmet son mal et qu'elle n'a pas le droit de se plaindre. Ceci n'est point accepté pour le cas de mariage.

On n'aurait pas eu la hardiesse de dire que la victime était libre de ne pas choisir l'époux qui lui a apporté un mal contagieux.

Je réponds d'ailleurs qu'en admettant même un consentement illégal dans le fait du concubinage ou de la prostitution, le consentement ne s'étend pas à la transmission d'un mal physique, à une atteinte à la santé.

Bien des exemples pourraient être pris dans la loi même et prouveraient tout ce qui est justifiable et plausible dans la recherche du délit de transmission de la syphilis, soit pour ce qui est des lazarets et des cordons sanitaires, soit cet article 459 du Code pénal touchant les bestiaux atteints de mal contagieux. Je ne place ce dernier argument que pour mémoire. Il y a pourtant de la prison si les propriétaires ou détenteurs de bêtes malades n'ont pas prévenu le maire de la commune. Une telle sollicitude à l'égard d'animaux encore sains exposés à la contagion suffirait pour autoriser toutes les lois propres à prévenir la transmission de la syphilis, à moins qu'on ne place les animaux au-dessus de l'homme et la propriété au-dessus de la santé, c'est-à-dire de la vie.

Recherche du délit.

Comment rechercher le crime ou délit? A cette question, une réponse sera faite : point n'est besoin de rechercher le crime; les intéressés le découvriront. On dira que tous les crimes et délits ne seront pas appelés devant la justice et que la loi aura peu d'effets, soit; mais la loi sera un avertissement, et ne punit-elle qu'un individu sur trois, bien des gens seront arrêtés sur la pente de leur passion avant de commettre un acte qui les expose à la prison ou à des dommages-intérêts. Au reste on méconnaîtrait la nature humaine, si l'on pensait que peu de gens viendront demander le secours de la justice. Ne voit-on pas des filles séduites présenter à des maires, à des juges de paix, à des avocats, à des avoués un papier mort sur lequel un séducteur a signé un engagement matrimonial sans valeur ? Ne voit-on pas aussi des individus signaler à la police des filles qu'ils accusent d'avoir la syphilis. Au total la perspective de dommages-intérêts ne serait pas pour les femmes nécessiteuses le moins puissant motif de soumettre les faits à la justice.

Si l'on en augure de ce qui se passe pour les époux, les accusations ou les réclamations paraîtront devant les tribunaux d'une manière fort simple. La victime ou les parents de la victime porteront plainte en fournissant la preuve qu'il s'agit réellement de celui qu'ils viennent accuser et il sera procédé comme il est d'usage dans les tribunaux ordinaires. Des indices suffisants conduiront à une expertise médico-légale et le procès s'engagera. On dira peut-être aussi que les hommes se garderont de poursuivre celle qui leur aura donné du mal de peur de faire connaître qu'ils sont malades : cela est très-admissible. Mais si les hommes discrets ne veulent pas user du bénéfice de la loi pour eux-mêmes, ils redouteront de faire des victimes et garderont pour eux seuls leur syphilis au lieu de la transmettre. Ils ne pourraient plus alors compter sur l'impunité qui leur est assurée aujourd'hui.

La preuve, dit-on, est difficile à fournir. C'est là une supposition gratuite. Faisons appel à tous ceux qui ont reçu la contagion syphilitique et demandons leur si, dans presque tous les cas, ils ne savent pas qui leur a donné leur mal. Prendre les individus sur le fait n'est pas nécessaire, pas plus que lorsqu'il s'agit de viol. La loi américaine et la loi anglaise, on le sait, autorisent la recherche de la paternité, laquelle porte sur des circonstances aussi insaisissables que le sont celles où est transmise la syphilis. En Angleterre, une fille est tenue de prouver uniquement quelle a vécu seule plusieurs heures avec celui qu'elle accuse. Aux Etats-Unis, un serment affirmant des relations suffit quelquefois. Mais le Code français lui-même admet dans certains cas, la possibilité de constater la cohabitation. Il y a un article additionnel à l'art. 313 du Code civil (1) ainsi conçu : » En cas de séparation de corps prononcée ou même demandée, le mari pourra désavouer l'enfant

---

(1) Loi des 15 et 12 novembre et du 6 et 15 décembre 1850.

qui sera né trois cents jours après l'ordonnance du président rendue en vertu de l'art. 878, du Code de procédure civile et moins de cent quatre-vingt-dix jours depuis la réconciliation. *L'action de désaveu ne sera pas admise s'il y a eu réunion de fait entre les deux époux.* »

Si cette preuve de la réunion et la preuve du contraire peuvent être faites, elles peuvent l'être pour des réunions de fait suivies de contagion dans des rapports illégitimes. Même en supposant que l'accusé cherche à introduire un autre individu dans le procès, ce qui serait sans aucun doute le moyen de défense le plus commode, il ne sera pas difficile de démasquer cet artifice; la justice n'en n'est pas à redouter ces procédés familiers aux accusés.

Une fois la preuve de la cohabitation fournie par la victime, celui qui a transmis son mal sera confronté avec celui qui a été atteint. Un examen médico-légal, une enquête sur les traitements que le malade a subis et dont il reste des traces, soit dans les hôpitaux dont il sort le plus souvent sur sa demande non guéri, soit sur le registre des pharmaciens, donnera au juge tous les renseignements pour reconnaître la culpabilité et l'imprudence.

Entrer ici dans de longs développements serait inutile. Les détails sur les caractères physiques pouvant indiquer à l'expert l'âge d'une maladie syphilitique et ses périodes contagieuses sont connus de tous ceux qui ont pratiqué un an ou deux les grands services des syphilitiques. Ce sera une étude médico-légale a bien exposer dans les livres classiques (1).

Les détails sur le mode d'instruction et de distributions d'affaires à des tribunaux différents seront mieux traités par des juristes. Je me bornerai à faire une dernière remarque, à répondre à une dernière objection. Le chantage est-il à redouter? Puisqu'il existe pour toutes les accusations de crimes ou de délits, il est certain qu'il se produira dans les accusa-

(1) Je puis dire ici que pendant six mois au moins après l'apparition des premiers accidents de la syphilis, on peut retrouver les traces des accidents locaux. Il est même des individus chez lesquels on reconnaît des cicatrices visibles pendant deux ans. Mais ce qui est plus significatif, c'est l'examen de la gorge, des ganglions et de la peau, c'est l'état général des individus, car l'accident local qui a pu être l'origine de la transmission du mal peut être quelquefois une écorchure éphémère ; et une telle lésion, pour être contagieuse, ne peut exister que chez un individu portant le cachet de l'infection syphilitique, et ayant eu, dans les mois qui précèdent l'examen, des accidents qui laissent quelques traces.

tions de transmission d'un mal contagieux. Mais la loi ne saurait être plus embarrassée dans le dernier cas que dans les premiers (1). Lorsqu'on saura ce qu'il en coûte d'accuser un innocent et quand l'on sera puni comme un faux témoin, l'on y regardera à deux fois. Il y aura des intimidations; celui qui sera menacé d'une accusation ira effrayer sa victime; des hommes violents vis-à-vis de femmes faibles, procéderont par la terreur pour imposer le silence à celle qui voudra les accuser. Tous les criminels et les coupables agissent ainsi; cela ne saurait empêcher la justice d'avoir son cours. Bien plus, une intimidation elle-même, si elle venait à être découverte, deviendrait une preuve, peut-être la meilleur des preuves.

Après tant de considérations diverses, je laisse au lecteur le soin d'apprécier si mes suppositions ont été réalisées, et si elles sont réalisables ailleurs que dans le mariage et dans l'industrie des nourrices. A lui d'interroger le sentiment du droit inscrit dans sa conscience, et de décider si l'acte de transmission consciente ou im-

(1) Une addition à l'art 400 du code pénal touchant le fait du chantage armerait suffisamment le magistrat.

prudente de la syphilis est seulement un accident sans importance. Qu'il dise enfin s'il vaut mieux respecter des formules juridiques que sauvegarder un grand intérêt général, et si le droit écrit peut rester supérieur au droit qu'enseigne la morale. Pour moi, en agitant une de ces questions graves qui rapportent aux écrivains plus de défaveur que d'approbation, parce qu'ils sont les premiers à les soulever, j'ai souvent arrêté ma plume, mais je l'ai reprise comme malgré moi, sollicité par l'envie d'être utile. Ce sera là mon excuse ou ma défense, si les hommes de mon époque croient encore que les maux gagnés dans la prostitution et le concubinage vengent la société outragée par de mauvaises mœurs, si l'on croit enfin que gêner le libertinage au nom de la santé publique, c'est porter atteinte à la liberté humaine.

Mais, quand le temps aura passé, qui sait ce qu'il adviendra? L'américain, l'anglais peut-être reprendront l'idée. Ils feront une enquête et leur esprit pratique leur indiquera vite le texte d'une loi et les moyens de l'appliquer.

Revenant alors chez nous avec la vogue dont jouissent les œuvres étrangères, cette loi sera discutée et rendue plus parfaite, je n'en doute point. Pour le moment, il peut suffire que nos contemporains comprennent une partie de ce que j'ai exposé. Puissent-ils se bien persuader de cette vérité banale que, si tous les individus malades s'abstenaient de se mettre dans les conditions de donner leur mal, la syphilis disparaîtrait promptement, et que, s'il est un moyen juste et légal de les y obliger, ni les considérations d'intérêts privés, ni la perspective de difficultés pour les magistrats et les médecins, ne doivent empêcher l'accomplissement d'une œuvre de justice.

Ouvrages à consulter :

DIDAY, *Exposition critique et pratique des nouvelles doctrines sur la Syphilis, suivie d'un Essai sur de nouveaux moyens préservatifs des Maladies vénériennes.* Paris, 1858.

PARENT-DUCHATELET, *De la Prostitution dans la ville de Paris*, 3e édition. Paris, 1857.

JEANNEL, *De la Prostitution dans les grandes villes au XIXe siècle, et de l'extinction des Maladies vénériennes.* Paris, 1868.

Paris.—Imp. DUBUISSON et Ce, rue Coq-Héron, 5

www.ingramcontent.com/pod-product-compliance
Ingram Content Group UK Ltd.
Pitfield, Milton Keynes, MK11 3LW, UK
UKHW022154190726
13855UKWH00004B/1475